CONTRIBUTION A L'ÉTUDE

DE LA

MALADIE D'ADDISON

TUBERCULOSE GÉNITALE ET TUBERCULOSE SURRÉNALE

PAR

Le Dr Louis G. VINCELET

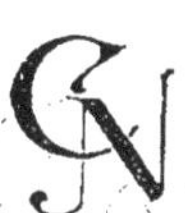

PARIS

C. NAUD, ÉDITEUR

3, RUE RACINE, 3

1902

MALADIE D'ADDISON

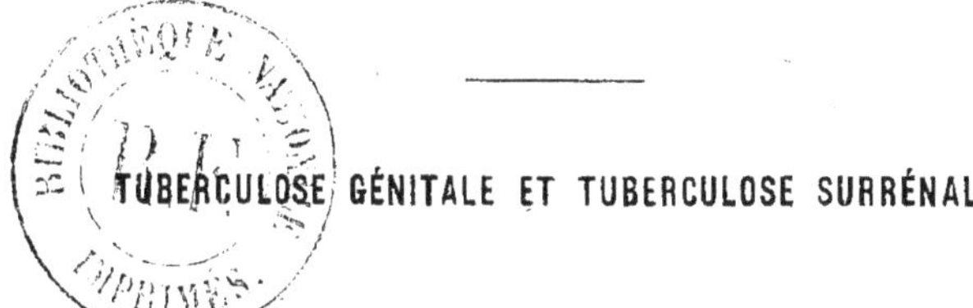

TUBERCULOSE GÉNITALE ET TUBERCULOSE SURRÉNALE

PAR

Le Dr Louis G. VINCELET

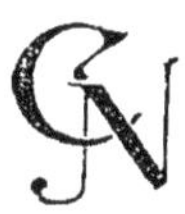

PARIS

C. NAUD, ÉDITEUR

3, RUE RACINE, 3

1902

A MES CHERS PARENTS

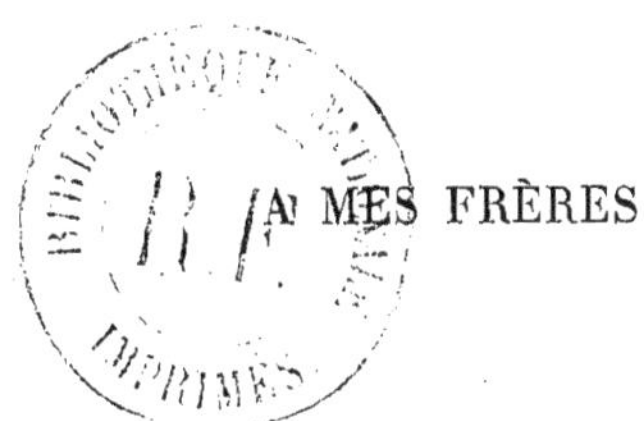

A MES FRÈRES

A MES AMIS

A MES MAITRES DU COLLÈGE

JACQUES AMYOT

A MES MAITRES

DE LA FACULTÉ ET DES HOPITAUX

A MON PRÉSIDENT DE THÈSE

M. LE Pr BRISSAUD

MÉDECIN DE L'HOTEL-DIEU
CHEVALIER DE LA LÉGION D'HONNEUR

INTRODUCTION

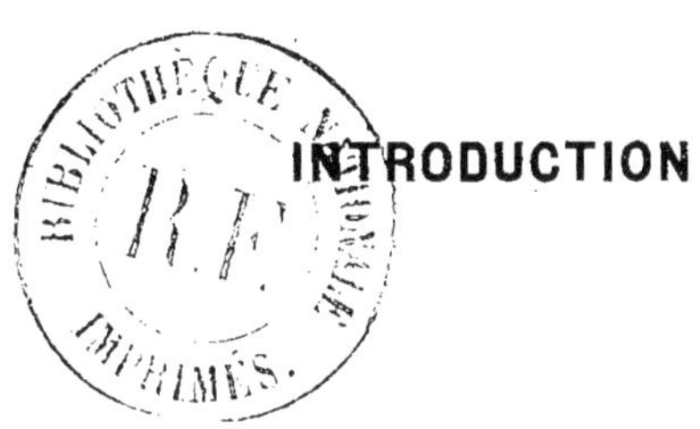

Nous avons eu l'occasion, cette année, d'observer dans
le service de M. le Dr Potherat, à la Maison de Santé, un
cas typique de maladie d'Addison survenue chez un
homme atteint de tuberculose génitale. M. Potherat fit
remarquer combien le syndrome d'Addison se rencontrait
rarement chez les malades de cette catégorie comparati-
vement aux tuberculeux pulmonaires. En effet, d'après la
statistique publiée dans le Dictionnaire Jaccoud à l'article
« maladie bronzée », la tuberculose génitale ne se trouve
notée qu'une fois sur 127 cas de maladie bronzée ; d'après
le tableau publié dans le dictionnaire Dechambre et qui
est dû à Ball, on ne l'aurait rencontrée qu'une fois sur
183 cas. Aujourd'hui les observations en sont plus nombreuses, néanmoins on ne saurait nier que la coexistence
d'une tuberculose génitale et d'une maladie surrénale soit
peu fréquente. Nous avons résolu de rapporter l'histoire
de notre malade et d'étudier les autres cas semblables
déjà publiés pour essayer d'en tirer les conclusions qu'il
nous serait possible, surtout au point de vue étiologique.
On sait, en effet, que la maladie d'Addison est due le plus

souvent à la tuberculose des capsules surrénales, et que cette tuberculose est presque toujours secondaire. Ne peut-on penser que, dans certains cas, la tuberculose partie des organes génitaux n'aille par les voies lymphatiques infecter les capsules surrénales, causant ainsi la maladie d'Addison.

Il nous a été impossible d'apporter nous-même une nouvelle preuve anatomique à l'appui de cette hypothèse; les observations que nous avons pu réunir formeront par leur ensemble un tout suffisant, croyons-nous, pour éclaircir cette question.

Mais avant d'aborder plus loin notre sujet, fidèle à la coutume de nos aînés, nous profitons de l'occasion qui nous est offerte pour témoigner publiquement notre reconnaissance à tous les maîtres de la Faculté et des hôpitaux dont nous avons eu l'honneur de suivre l'enseignement. En particulier, à MM. PEYROT, SCHWARTZ, ALBARRAN, agrégés de cette Faculté, chirurgiens des hôpitaux, qui nous ont initié à la clinique chirurgicale.

Nous rendons hommage à la mémoire de M. de SAINT-GERMAIN dont il nous a été permis d'apprécier la haute valeur dans les maladies de l'enfance.

Pendant un an nous avons suivi le service du Dr DREYFUS-BRISAC, médecin de l'hôpital Lariboisière : nous le remercions de la bienveillance qu'il n'a cessé de nous témoigner et nous lui savons gré des nombreuses connaissances cliniques que nous avons pu acquérir auprès de lui.

M. le Dr André PETIT, médecin de la Pitié, nous a enseigné les maladies du cœur, M. le Dr VARIOT, médecin des Enfants-Malades, nous a initié à la clinique infantile, qu'ils reçoivent ici l'expression de notre profonde reconnaissance.

Le Dr Lepage, agrégé de la Faculté, accoucheur des hôpitaux, a fait notre éducation obstétricale ; nous conserverons de notre séjour dans son service et de son aimable enseignement le meilleur souvenir. Grâce à ses agréables leçons de déontologie nous aborderons aussi avec moins de crainte l'exercice de la médecine.

MM. les Drs Lefebvre, médecin de l'Hôtel-Dieu de Laon, Pilleyre, médecin-directeur de l'Asile de Prémontré, Rayneau, médecin de l'hôpital d'Orléans, pendant notre passage comme interne dans leur service, nous ont honoré de leur sympathie ; qu'ils reçoivent ici l'expression de nos meilleurs sentiments de gratitude.

Nous remercions vivement M. le Dr Potherat, chirurgien des hôpitaux, et M. le Dr Halma-Grand, chirurgien de l'Hôtel-Dieu d'Orléans, du bon accueil que nous avons reçu dans leur service.

Que M. le Pr Brissaud, qui nous fait l'honneur de présider cette thèse, veuille croire à notre profonde considération.

HISTORIQUE

L'historique des rapports de la tuberculose surrénale avec la tuberculose génitale est liée en grande partie à l'histoire de la maladie d'Addison. Peu après la découverte du célèbre médecin de Guy's hospital, en 1855, les observateurs publièrent un peu partout des cas de maladie bronzée, mais on ne tarda pas à remarquer que l'on trouvait chez les individus atteints en même temps qu'une lésion des capsules une affection tuberculeuse d'autres organes. La tuberculose des organes génitaux fut rencontrée comme les autres localisations bien que rarement. Elle se trouve notée une fois dans les tableaux de Jaccoud et de Ball. Mais à ce moment la théorie nerveuse de Schmitt, de Rotterdam, florissait et la tuberculose surrénale n'ayant d'après cet auteur que des rapports de coïncidence avec le syndrome addisonien, elle était laissée dans l'ombre.

Aujourd'hui qu'avec les travaux de Fabre, d'Alezais et Arnauld, les thèses récentes de Carpentier, Chesneau, Bouvier, il est admis que la tuberculose surrénale est la lésion qui provoque le plus souvent la maladie d'Addison et que cette lésion est le plus souvent secondaire, partout la tuberculose génitale est citée comme pouvant précéder la tuberculose surrénale. C'est ainsi que nous trouvons dans l'article de Wurtz, du Manuel de médecine : « Dans bon nombre de cas la tuberculose est primitive ; souvent aussi cette tuberculisation est secondaire, soit à la phtisie pulmonaire, soit à la tuberculose génito-urinaire ou au mal de Pott. » Et Jacquet dans l'article du Traité de Médecine s'exprime ainsi : « On trouve enfin des lésions tuberculeuses d'organes plus ou moins éloignés, point de départ de la tuberculose surrénale, car, s'il est vrai que celle-ci peut être primitive, dans la majorité des cas elle est secondaire à une tuberculose pulmonaire, le plus souvent, à un mal de Pott, les exemples en sont nombreux, à une tuberculose de l'appareil digestif, des reins, des organes génito-urinaires.

Enfin M. Lejars, en 1888, M. Auvray, en 1893, tous deux dans une communication à la Société anatomique, ont attiré l'attention sur la manière dont la tuberculose pourrait se transmettre des organes génitaux aux capsules surrénales.

Néanmoins il ne faudrait pas croire que la tuberculose des capsules surrénales fût inconnue avant 1855.

En effet, Louis dans ses « Recherches sur la Phtisie », 1825, relate les cas où il a rencontré coïncidemment avec la tuberculose pulmonaire la tuberculose des capsules surrénales. Il dit à propos des lésions observées dans la phtisie au niveau des voies urinaires : « J'ai souvent observé les capsules surrénales avec soin et la seule lésion qu'elles m'aient offerte a été dans deux cas une petite quantité de matière tuberculeuse non ramollie. Je n'en ai jamais rencontré dans les mêmes organes sur des sujets morts de maladies chroniques différentes de la phtisie ».

Rayer dans son Traité des maladies des reins, 1837, donne une description de la tuberculose surrénale comparable en tout point à celle qu'on peut donner aujourd'hui : « La capsule surrénale droite contenait plusieurs petites masses tuberculeuses du volume d'une noisette. La matière tuberculeuse, d'un blanc jaune mat à la coupe, avait l'aspect de la pomme de terre crue ou mieux d'un marron. Par suite de cette dégénérescence fibreuse la capsule surrénale adhérait au rein. La capsule surrénale gauche plus volumineuse que dans l'état sain contenait plusieurs masses tuberculeuses ayant la même apparence que les précédentes. »

En 1854, Dufour dans sa thèse sur la tuberculisation des organes génito-urinaires écrit : « En même temps que la tuberculose génito-urinaire, on a trouvé, mais rarement, celle des capsules surrénales. » L'auteur ajoute : « Elle n'offre rien de particulier qui mérite de nous arrêter. »

Ainsi avant 1855, en France, on connaissait les lésions des capsules surrénales, mais on n'avait pas remarqué les symptômes cliniques qui pouvaient les accompagner.

CONSIDÉRATIONS ANATOMIQUES

Les capsules surrénales (1), encore appelées corps, glandes ou organes surrénaux, ont été découvertes par Eustachi, célèbre anatomiste du xvie siècle.

Ce sont des glandes vasculaires sanguines : elles sont sous-péritonéales, et sont situées entre les reins et la colonne vertébrale. — Malgré l'opinion classique les capsules surrénales normalement ne coiffent pas le pôle supérieur des reins. Dans la très grande majorité des cas, elles se trouvent en dedans du bord interne du rein, plaquées contre les faces latérales de la colonne vertébrale, au-dessus du pédicule rénal, flanquant la veine cave inférieure à droite et l'aorte à gauche. Leur extrémité supérieure ne dépasse pas le plus souvent la ligne horizontale passant par le bord supérieur du rein. Parfois à droite la capsule est située plus haut.

Les capsules surrénales sont au nombre de deux : normalement une de chaque côté.

------

(1) Ces notions sont résumées du travail de MM. Albarran et Cathelin sur l'anatomie des capsules surrénales,

Les anomalies sont rares, une anomalie des reins n'entraîne pas une anomalie surrénale.

Les capsules surrénales peuvent manquer totalement ou bien être incluses sous la capsule du rein ou dans sa substance propre.

Les capsules accessoires sont fréquentes, elles sont très importantes dans l'histoire de la maladie d'Addison, car elles jouent un rôle analogue à celui des glandules parathyroïdes pour la pathologie du corps thyroïde.

Les capsules surrénales ont une couleur jaunâtre ; leur longueur et leur largeur varient entre deux et cinq centimètres, leur poids entre deux et six grammes. La forme en est variable d'un sujet à l'autre, et même d'un côté à l'autre. On peut la comparer à une pyramide quadrangulaire à base rénale et à sommet dévié en dehors.

Rapports. — La capsule surrénale occupe toute la région comprise entre le bord interne du rein en dehors, la colonne vertébrale et les gros vaisseaux aorte et veine cave en dedans ; le foie en haut et le pédicule rénal en bas.

La capsule est pourvue d'un riche réseau artériel qui reconnaît trois sources différentes : le rameau capsulaire supérieur qui vient de l'artère diaphragmatique supérieure ; le rameau capsulaire moyen vient de l'aorte abdominale, le rameau capsulaire inférieur de l'artère rénale.

Le système veineux se compose d'une grosse veine, la veine principale ou collectrice (la veine centrale des auteurs) : elle est logée dans une dépression, le sillon antérieur.

Cette veine est importante : son volume est environ celui de la veine médiane basilique : elle se jette dans la veine rénale à gauche, dans la veine cave inférieure ou dans la veine rénale à droite.

Les vaisseaux lymphatiques des capsules surrénales naissent de leur surface et de leur épaisseur : ils forment trois branches surrénales afférentes : externe, moyenne et interne. Ces branches se jettent dans un gros ganglion situé au-dessus de la veine rénale et communiquant avec un autre ganglion voisin qui reçoit les lymphatiques rénaux.

Pour la compréhension de notre sujet nous ferons suivre ces notions anatomiques de la description des ganglions lymphatiques lombaires.

Les ganglions lombaires sont situés au-devant de l'insertion des muscles psoas, en dehors de l'aorte et de la veine cave inférieure ; ils forment de chaque côté un groupe fort important qui s'étend de la partie moyenne des vaisseaux iliaques primitifs à la première vertèbre des lombes.

Vers ces ganglions convergent entre autres les lymphatiques de la trompe utérine et de l'ovaire, ceux du testicule et du rein. Les vaisseaux lymphatiques de l'ovaire se terminent dans les ganglions situés au-devant des veines rénales.

De la réunion de tous les vaisseaux lymphatiques du testicule et de l'épididyme résultent huit ou dix troncs volumineux qui se portent vers l'anneau inguinal sans s'anastomoser : ils parcourent le canal inguinal, puis entrent dans l'abdomen, montent jusqu'au niveau des vaisseaux du rein et se terminent comme ceux de l'ovaire dans les ganglions situés au-devant des veines rénales.

Par ce rapide aperçu anatomique, nous voyons que les lymphatiques des organes génitaux convergent au même point que les lymphatiques des glandes surrénales.

ÉTIOLOGIE

La tuberculose génitale est notée presque rarement dans les antécédents des addisoniens. C'est ainsi que dans le tableau de Jaccoud publié à l'article « bronzée » de son dictionnaire nous trouvons indiqué une seule fois un testicule tuberculeux ; cette statistique porte sur 127 cas.

Ball qui a fait un relevé analogue dans le Dictionnaire Dechambre trouve une fois la tuberculose génitale dans 183 observations de maladie bronzée.

Lancereaux sur 112 cas a trouvé trois cas de tuberculose testiculaire concomitante avec la maladie d'Addison.

Dans nos recherches, nous avons analysé 216 observations de maladie d'Addison ou de tuberculose surrénale et nous avons trouvé comme lésion concomitante :

La tuberculose pulmonaire, 122 fois.

La tuberculose vertébrale, 17 fois.

La tuberculose osseuse, 12 fois.

La tuberculose ganglionnaire, 14 fois.

La tuberculose intestinale, 6 fois.

La tuberculose pleurale, 4 fois.

La tuberculose articulaire, 6 fois.

La tuberculose cutanée, 1 fois.

Enfin la tuberculose génitale fut rencontrée 9 fois.

Bien que nous indiquions un chiffre supérieur à celui des auteurs, la tuberculose génitale est encore peu fréquente dans les antécédents des addisoniens. C'est que la tuberculose génitale est une tuberculose locale qui a peu de tendance à se généraliser. Le processus se cantonne le plus souvent à la zone génitale, il n'y a pas d'infection lymphatique.

Cependant il peut y avoir parfois des réactions ganglionnaires. Mlle Gorovitz dans sa thèse « la tuberculose génitale chez la femme » dit que, d'après des expériences d'inoculations aux animaux, la tuberculose utérine peut gagner par les voies lymphatiques les ganglions iliaques et lombaires.

M. Lancereaux en 1882 rapporte une observation où l'on trouva à l'autopsie d'un homme atteint de tuberculose génitale primitive des ganglions caséeux tout le long de la colonne vertébrale dans sa partie abdominale.

La même année, M. Terrillon dit que dans certains cas la tuberculose génitale primitive peut se comporter comme le cancer et donner des généralisations du côté des ganglions lombaires. C'est ce qui s'est passé probablement dans les cas où l'on a observé la tuberculose surrénale consécutive comme dans les observations que nous allons rapporter.

OBSERVATIONS

Observation I (personnelle).

Recueillie dans le service de M. le Dr Potherat à la Maison
municipale de Santé.

Notre malade est un homme âgé de 37 ans, exerçant la
profession d'employé de commerce. Il est commis chez un
marchand de toiles en gros. Son travail n'est pas très pénible,
mais l'oblige à rester une grande partie de la journée dans un
sous-sol.

Dans ses antécédents héréditaires, il n'y a rien de particulier à signaler.

Lui-même s'est toujours bien porté jusqu'au mois d'août
1901. A ce moment apparaissent des douleurs dans le testicule
droit, et le testicule augmente de volume. Un médecin appelé
ordonne le repos au lit et des applications résolutives. Grâce à
ce traitement les douleurs ne tardent pas à rétrocéder et le malade peut reprendre ses occupations. Mais vers la fin du mois
de septembre un autre point douloureux apparaît au niveau du
périnée et le malade entre à la maison Dubois dans les premiers jours d'octobre.

Le toucher rectal révèle une prostate augmentée de volume
et douloureuse : quelques jours plus tard une collection purulente s'évacue spontanément par le rectum et l'examen de la
région d'une part, celui du liquide d'autre part, montrent qu'il
s'agit d'un abcès froid de la prostate.

Cet abcès guérit assez rapidement, les douleurs périnéales
cessent et le malade quitte l'hôpital vers le 15 novembre.

A ce moment il ne souffre plus du tout, mais il lui semble

que ses forces l'ont complètement abandonné, il éprouve un sentiment de fatigue et de débilité extrêmes. En même temps son entourage et lui-même s'aperçoivent que son teint s'est assombri. Néanmoins le malade continue à travailler, mais un peu irrégulièrement. En effet plusieurs fois le malade a vomi soit le matin à son lever, soit à midi après son déjeuner.

Ces vomissements sont imprévus et se font sans effort. Il n'y a pas de diarrhée, ni de constipation.

Vers la fin du mois de décembre tous ces symptômes ont augmenté, la teinte brune du visage est des plus nettes ; elle a apparu sur les mains. Notre malade est obligé de quitter son emploi.

Au commencement de janvier il consulte son médecin pour sa faiblesse : celui-ci lui propose de combattre cet état par la médication cacodylique et pendant un mois il lui fait chaque jour une injection sous-cutanée de deux centigrammes de cacodylate de soude.

Dans les premiers jours de février, le testicule redevient gros et douloureux. Le malade entre pour la seconde fois à l'hôpital vers le 15 février 1902.

Quand on l'examine à ce moment on est frappé tout d'abord de la mélanodermie très accentuée qu'il présente au niveau de la face ; la peau du visage rappelle absolument la peau d'un mûlatre.

Sur le front, à deux travers de doigt au-dessous de la naissance des cheveux, existent quelques plaques irrégulières de coloration plus foncée. La muqueuse des lèvres et de la face interne des joues est très nettement colorée en brun noirâtre ; cette teinte existe à un degré moindre sur la muqueuse linguale à la face dorsale de la langue. Les conjonctives sont indemnes : leur blancheur tranche fortement avec la coloration des téguments.

Au niveau du tronc et des membres, la pigmentation est bien moins accusée, mais par endroits elle est plus considérable.

Sur l'abdomen, il existe une ligne brune semblable à celle des femmes enceintes.

Sur la face postérieure du coude au niveau de l'olécrâne, sur la face antérieure du genou au niveau de la rotule, il y a de l'hyperpigmentation. Il en est de même pour les articulations des doigts et des orteils du côté de l'extension.

La pigmentation est aussi très accusée au niveau de la sertissure des ongles, mais les ongles eux-mêmes sont respectés. La paume des mains et la plante des pieds ont conservé leur coloration normale. Partout la peau a gardé sa souplesse, par contre les cheveux devenus plus bruns sont devenus secs et cassants.

Le malade ne souffre pas sauf au niveau de son testicule. Il ne vomit plus mais son appétit est notablement diminué.

Pas de diarrhée, un peu d'albumine dans l'urine. L'état asthénique du malade est très marquée : le moindre mouvement détermine chez lui une lassitude profonde et il ne répond que lentement et brièvement aux questions qui lui sont posées.

La plupart du temps il reste plongé dans une sorte de somnolence et d'apathie.

Cet ensemble symptomatique fait porter le diagnostic de maladie d'Addison avec cette réserve toutefois que le traitement cacodylique pourrait avoir augmenté la mélanodermie.

L'examen du testicule douloureux montre qu'il s'agit d'une tuberculose épididymaire, diagnostic pleinement confirmé d'ailleurs par l'intervention chirurgicale qui a lieu quelques jours après et qui consiste en un curettage du foyer tuberculeux.

Les suites de l'opération furent normales ; la température ne dépassa jamais 36°,5.

Comme traitement on mit le malade au repos absolu au lit, on lui fit prendre 60 grammes de sirop iodo-tannique, et donner une nourriture substantielle.

Les injections de cacodylate furent supprimées.

Le 3 *mars*. — Le malade se sent amélioré d'une façon sensible. Il parle plus volontiers ; quand on lui dit de serrer la main il déploye sans trop de fatigue une force modérée. La plaie opératoire est rose et en bonne voie de guérison. Il n'y a pas de diarrhée ni de vomissements. Pas de fièvre, la température évolue entre 35°,8 et 36°,5.

L'auscultation ne révèle rien d'anormal soit au niveau du cœur, soit au niveau des poumons ; mais le pouls est petit, difficile à sentir, un peu fréquent : il y a 80 pulsations par minute.

En somme la maladie semble être entrée dans une période de rémission.

Cet état se maintient jusque vers le 20 mars.

Le 15 *mars*. — La plaie du scrotum est complètement refermée ; le malade se lève un peu dans la journée, il se promène dans les couloirs et va aux cabinets. Pas de vomissements.

Le 20 *mars*. — L'appétit diminue pour disparaître tout à fait dans les jours suivants.

Le 28 *mars*. — Les vomissements ont reparu, le malade ne peut plus prendre que des aliments liquides.

Il y a de la constipation.

La température est de 35°,6 dans l'aisselle.

Le pouls est très faible, 75 battements par minute.

Dans les jours qui suivent, les vomissements persistent : le malade s'alimente difficilement. La faiblesse augmente. Les nuits sont très calmes.

Le 18 *avril*. — La mélanodermie s'est accentuée : le visage est très foncé, les lèvres sont complètement noires.

Le malade est immobile dans son lit, il ne répond pas aux questions. Tout ce que la garde essaie de lui faire prendre est aussitôt rejeté.

La température est de 35°,4.

Le pouls est de 75.

La constipation est opiniâtre.

Le 19 *avril*. — A 9 heures du matin le malade tout d'un coup demande à boire. Il arrache le verre des mains de l'infirmière, le jette au travers de la chambre, tire sans s'interrompre e cordon de la sonnette qui est auprès de son lit, casse les carreaux d'une fenêtre voisine. On est obligé de le maintenir. Cette crise dure près d'une heure.

Le malade se rend compte de ce qu'il vient de faire et dit à ceux qui le gardaient : « J'étais fou. »

La journée est très calme à part les vomissements. La nuit est bonne.

Le lendemain, 20 avril, la température est encore au-dessous de la normale, 35°,2. A 9 heures du matin, la même crise de la veille se renouvelle mais moins forte. Le malade est très excité, frappe avec violence les murs et les carreaux qui entourent son lit. On doit tirer le lit dans le milieu de la pièce. Cette deuxième crise dura une demi-heure.

La journée fut très mouvementée : elle se passa en cris et vomissements continuels.

A 9 heures du soir le malade succombait.

(Il nous a été impossible de pratiquer l'autopsie).

Voici l'analyse détaillée de l'urine de notre malade au moment de son entrée.

Volume en 24 heures . . .	1 125 centimètres cubes.
Couleur	jaune rougeâtre.
Odeur	normale.
Réaction	franchement acide.
Densité.	1 013.
Urée	par litre 13^{gr},45.
—	par 24 heures 15^{gr},13.
Chlorures	par litre 6^{gr},90.
—	par 24 heures 7^{gr},76.
Phosphates	par litre 2^{gr},57.
—	par 24 heures 2^{gr},89.
Glycose	néant.
Albumine	par litre 0^{gr},20.
—	par 24 heures 0^{gr},22.

Pas de pigments biliaires.

Examen microscopique :

Nombreux leucocytes et quelques cristaux d'indican.

Observation II

Rapportée par M. Brissaud, in *Archives de médecine*, 1880.

Maladie d'Addison. Cachexie progressive. Mort. Tuberculose
des capsules surrénales et de l'utérus.

Louise L..., âgée de 46 ans, entre le 22 février 1878 à l'hôpital Beaujon, salle Sainte-Monique. Service de M. Millard.

Cette femme est horriblement contrefaite ; rachitique dans son enfance, ses membres ont subi des déformations considérables.

Elle est maigre, très affaiblie, ses cheveux sont déjà tout blancs. Elle présente en un mot tous les attributs de la vieillesse prématurée. Étant enfant, elle a toujours été malade. Son rachitisme n'a pas été soigné, ses parents étant très misérables et à partir de l'âge de vingt ans, difforme sans ressources, privée de santé elle s'est vue obligée de se livrer aux travaux les plus ingrats et toujours dans les pires conditions hygiéniques. Mauvaise nourriture, habitation dans un cabine étroit et humide.

Depuis six semaines cette femme vomit et souffre du creux épigastrique. Les forces sont complètement anéanties. Mais dès le premier abord on constate que toute la peau, surtout celle du visage et des mains, est d'une coloration brunâtre, comme hâlée et parsemée de petits points tout à fait noirs. La malade ne peut pas dire depuis quand le tégument avait pris cette couleur, mais les personnes de son entourage lui avaient déjà fait remarquer.

La face interne des joues et des lèvres est aussi pigmentée, ainsi que des lèvres de chien. M. Millard porte le diagnostic de maladie d'Addison et prescrit un traitement approprié aux symptômes cachectiques qui dominent la situation.

Pendant les premiers jours, les vomissements continuèrent.

Elle vomissait aussi de la bile et de temps en temps avait de la diarrhée. La langue était sale, l'haleine fétide. Quinze jours après, les forces revinrent, les vomissements diminuèrent, l'état général s'améliora un peu et plusieurs fois dans l'après-midi la malade se promena dans la salle, mais ce ne fut là qu'une amélioration passagère. Au bout de fort peu de temps les accidents se reproduisirent et dans la matinée du 23 mars, elle fut trouvée plongée dans un sommeil comateux dont il fut impossible de la réveiller. Elle n'avait pas de paralysie, pas de pneumonie. Elle mourut d'épuisement.

Autopsie. — Aucune lésion du foie, de l'intestin, de l'estomac, des reins et du cœur. Les poumons étaient absolument sains ainsi que les plèvres.

Les capsules surrénales au contraire étaient profondément altérées. Notable accroissement de volume d'abord. En outre quoique peu adhérentes aux reins, elles étaient recouvertes d'une coque fibreuse épaisse, intimement unie au tissu de la glande et indurée par places comme si elle enveloppait des masses résistantes et marronnées.

A la coupe la glande semblait avoir complètement disparu. Çà et là apparaissaient bien quelques îlots d'une substance jaune rosée, restes de substance saine de la capsule ; mais dans sa presque totalité le tissu glandulaire était remplacé par une matière caséeuse identique à celle qui remplit les ganglions tuberculeux.

— La malade n'avait jamais été réglée, aussi l'attention était-elle attirée du côté des organes génitaux. On trouva les deux ovaires atrophiés et fibreux, les trompes étaient saines.

Quant à l'utérus, après une coupe verticale et transversale pratiquée dans toute sa hauteur, on constatait l'existence de petites masses tuberculeuses, ramollies, logées au sein du tissu musculaire, vers les deux angles de l'organe. Tout autour de l'une de ces petites masses étaient disséminées quelques granulations également caséeuses grosses comme des têtes d'épingles au nombre de huit ou dix. Nous avions affaire par conséquent à une tuberculisation utérine ancienne et associée à une dégénérescence tuberculeuse des capsules surrénales.

OBSERVATION III

Rapportée par M. LANCEREAUX, in *Archives de Médecine*, 1890.

Tuberculose des capsules surrénales, et névrite concomitante. Mélanodermie. Intégrité presque complète des poumons. Tuberculose du vagin, de l'utérus et des trompes utérines.

B... Madeleine, âgée de 37 ans, couturière à Paris depuis 18 ans, est une femme de constitution moyenne qui, réglée à quinze ans, a cessé de l'être un an plus tard.

Mariée deux fois, elle n'a pas eu d'enfant. Atteinte de dyspepsie dès l'année 1883, elle éprouve de temps à autre des crises douloureuses dans l'hypocondre droit.

En novembre 1884, elle tombe dans un état de faiblesse tel qu'elle peut à peine se tenir debout. C'est à partir de ce moment que sa peau commence à prendre une teinte jaune foncé qui s'accentue peu à peu. L'appétit qui existait encore au début ne tarde pas à disparaître ; il se produit un profond dégoût pour la viande et souvent des vomissements peu de temps après le repas. Ces vomissements sont alimentaires, muqueux et biliaires ; toutefois ce n'est que depuis trois mois que la malade s'est fait soigner.

Elle entre à l'hôpital vers le 12 février. A ce moment la peau offre dans toute son étendue une teinte bistre presque noire, qui rappelle celle d'une mulâtresse.

Les bords libres des lèvres, la face interne des joues sont marbrés de taches noires. A cette pigmentation, s'ajoute une asthénie complète. Étendue sur son lit, cette malade évite tout mouvement, dort une partie du temps et cependant éprouve une fatigue continuelle. Elle vomit ses aliments presque aussitôt après l'ingestion ; elle est constipée. Le pouls est fréquent, le cœur normal ; la température de 36° le matin, s'élève le soir jusqu'à 38° et 39°.

Toux assez rare, sans expectoration, diminution de l'élasticité et de la sonorité au sommet du poumon droit.

Le palper au niveau du rein et de la capsule surrénale droite paraît douloureux.

Les urines n'ont rien de particulier : leur réaction est acide, leur densité de 1 029.

16 et 20 *février*. — Mêmes phénomènes, facies altéré, grippé, abattement excessif, oppression, voix faible, toux quinteuse. Pouls petit difficile à saisir, 96 pulsations. Somnolence par moments ; urines peu abondantes (un demi-litre au maximum) précipité albumineux.

Les 20 et 24. — La toux cesse, mais les vomissements continuent : les matières rendues colorent les draps en vert. La malade se plaint fréquemment de douleurs dans la région épigastrique. Le pouls toujours petit ne dépasse pas 100, mais la température s'élève le 21 et le 22 au soir à 40°.

La nuit qui suit il survient de l'agitation et du délire. Le lendemain les matières vomies contiennent de la bile ; la pression est douloureuse à l'épigastre, le délire persiste, les traits sont altérés. La température est de 40°,2. La malade succombe à six heures du matin, le 24 février.

Autopsie. — Les poumons adhèrent dans une partie de leur étendue ; aux sommets il existe quelques granulations tuberculeuses.

Le cœur est volumineux, l'aorte légèrement athéromateuse. On aperçoit sur le mésentère, à la surface des anses intestinales, adhérentes entre elles, des granulations tuberculeuses, disséminées, saillantes et circonscrites par une zone sclérosée de la couche péritonéale.

Les reins sont légèrement atrophiés.

Les capsules surrénales sont hypertrophiées et manifestement tuméfiées : celle de droite, assez fortement fixée au foie, mesure sept centimètres dans son plus grand diamètre. L'incision permet d'y voir de nombreuses masses tuberculeuses et même sur un point il existe un abcès caséeux s'étendant jusqu'au parenchyme qui lui sert de paroi.

La capsule du côté gauche est à peu près également altérée. La dissection des nerfs conduit à reconnaître que le ganglion semi-lunaire de ce même côté se trouve en contact avec la capsule correspondante et en partie compris dans la coque enflammée qui la revêt.

Le trisplanchnique se rend à sa partie postérieure ; de sa corne inférieure part un cordon volumineux qui passe au-devant de l'aorte et se rend à la corne inférieure du ganglion semi-lunaire droit. Ce dernier est beaucoup moindre que le précédent, car il n'a pas plus de 3 millimètres et demi de largeur et en épaisseur, tandis que son congénère mesure 4 millimètres de hauteur sur 7 millimètres de largeur. Le nerf trisplanchnique du côté droit gagne la partie postérieure du ganglion correspondant. Entre les deux ganglions il existe un certain nombre de filets nerveux se rendant dans la région des capsules surrénales. Notons que tout ce plexus est entouré de huit à dix ganglions volumineux et indurés situés au-devant de l'aorte autour du tronc cœliaque.

La substance du ganglion semi-lunaire gauche vue au microscope est infiltrée d'éléments tuberculeux.

Les reins, la vessie, le foie, n'offrent rien de particulier.

La rate est un peu volumineuse.

L'intestin est normal.

La tache de pigmentation des joues siège sur le prolongement des deux commissures labiales. La vulve est pigmentée, mais le vagin ne l'est pas.

— Un magma jaunâtre existe au fond du vagin et au niveau du col de l'utérus.

La cavité de cet organe est remplie par une substance caséeuse ; des granulations tuberculeuses infiltrent sa membrane muqueuse qui est ulcérée sur quelques points. La trompe gauche, d'un diamètre d'environ 8 millimètres, est distendue par un magma caséeux : celle de droite est moins altérée.

Les parties supérieure et postérieure offrent plusieurs ulcérations tuberculeuses irrégulières.

OBSERVATION IV

Observation anatomique publiée dans le *Bulletin de la Société anatomique,* mars 1888, par LEJARS.

Sujet de l'École pratique paraissant âgé d'une cinquantaine d'années, de musculature moyenne. En disséquant la veine cave on est frappé de trouver au-dessus du rein gauche, le coiffant et se prolongeant sur son bord interne jusqu'à adhérer à la veine rénale, une masse du volume d'une pomme arrondie et rénitente. Décortiquée et fendue en long la tumeur conserve la forme générale de la capsule surrénale mais énorme et totalement générée. Elle pèse 70 grammes. Elle est enveloppée d'une coque fibreuse de deux millimètres d'épaisseur ; tout le reste de sa masse, de consistance encore ferme, offre sur la tranche la coloration gris jaunâtre panaché de l'infiltration tuberculeuse. La veine capsulaire oblitérée se perd dans le tissu morbide.

La capsule surrénale droite pèse 20 grammes. Beaucoup moins grosse, elle est semée de nodules irréguliers de forme et de largeur, caséeux par places, mais presque tous à un stade moins avancé que ceux de la capsule gauche.

Ni à droite, ni à gauche, il n'existe d'adhérences entre la capsule et la surface du rein.

La coupe du rein gauche ne présente rien d'anormal ; à droite on découvre deux noyaux tuberculeux dans l'épaisseur du parenchyme, le premier, gros comme une noisette, caséeux en pleine substance médullaire près de l'extrémité supérieure ; l'autre sous forme d'une petite masse allongée, gris jaunâtre, occupant près de l'extrémité inférieure le sommet d'une papille.

— Sur le scrotum, à gauche, un trajet fistuleux conduit à la tête de l'épididyme en partie détruite ; le corps épididymaire est entièrement caséifié et les nodules tuberculeux se retrouvent dans l'épaisseur des parois du canal déférent ; le corps du testicule est sain.

A droite, épididyme et testicule sont encore intacts : l'infiltration ne porte que sur la portion initiale et contournée du canal déférent sur une longueur de deux centimètres environ. Vésicules séminales, canaux déférents à leur terminaison et lobes latéraux de la prostate sont caséifiés et ramollis. Les muqueuses de la vessie, des uretères et de l'urètre n'offrent aucune altération. A gauche, la glande de Cooper est transformée en un abcès gros comme une noix et rempli d'un pus caséeux.

On ne trouve pas le moindre vestige de tubercules dans les deux poumons. Le péricarde, le cœur et les autres viscères paraissent sains.

Au-devant de la colonne lombaire une chaîne de gros ganglions lymphatiques, dont plusieurs sont caséeux, remonte jusqu'à la hauteur des capsules surrénales auxquelles les plus élevées adhèrent étroitement.

M. Lejars ajoute : « Peut-être était-ce par les ganglions lombaires gros et en partie caséeux que la tuberculeuse s'était étendue de l'appareil génital jusqu'aux capsules surrénales. »

OBSERVATION V

Publiée par AUVRAY, in *Bulletin de la Société anatomique,*
21 juillet 1893.

La nommée B..., âgée de 39 ans, tapissière.

Entrée à l'hôpital Necker, salle Trousseau, 1er juillet 1893.
Rien à signaler dans les antécédents héréditaires.

Mère de deux enfants dont la santé est excellente. Il y a 4 ans, c'est-à-dire en 1889, la malade qui jusque-là avait joui d'une bonne santé a ressenti de violentes douleurs abdominales qui, primitivement, ont retenti sur toute la cavité abdominale avec irradiations douloureuses du côté des reins, mais se sont bientôt nettement localisées dans la région ovarienne gauche, ce qui fit porter à cette époque le diagnostic de salpingite gauche.

Il y a un an, c'est-à-dire en juillet 1892, la malade a éprouvé à nouveau des douleurs abdominales qui, cette fois, se sont localisées dans la région hépatique ; en même temps elle présentait des phénomènes d'ictère : coloration jaune de la peau, des muqueuses, et en particulier des conjonctives ; décoloration des matières fécales, perte complète de l'appétit. Au bout de trois mois tous ces accidents disparurent.

En avril 1893, nouvelle poussée d'ictère avec des symptômes analogues à ceux de la première crise. Peu à peu tous ces accidents disparaissent, mais bientôt après et presque subitement au dire de la malade, la peau prend une coloration brun foncé : le visage, les mains, le tronc se pigmentent, les conjonctives conservent, cette fois, leur coloration normale et les matières fécales restent colorées. En même temps la malade s'affaiblit, perd ses forces d'une manière progressive. Elle entre à l'hôpital le 1er juillet.

État actuel. — La malade présente un état de lassitude extrême, elle se meut avec peine, peut difficilement se soulever sur son lit. Tout d'abord on est frappé par la coloration spéciale des téguments qui rappelle absolument la coloration de la peau chez les mulâtres ; mais cette pigmentation des téguments principalement marquée sur les parties découvertes, visage et mains, manque totalement sur les membres inférieurs. Là où elle existe, elle est uniforme. La face interne des joues et principalement de la joue droite porte des placards de coloration brun foncé. Les conjonctives sont indemnes.

La malade se plaint de douleurs assez vives dans la région

des hypocondres et de l'épigastre. Cette douleur même provoque une certaine gêne des mouvements respiratoires. Elle est exagérée par la palpation qui ne révèle l'existence d'aucune tuméfaction dans ces régions douloureuses.

La rate et le foie ne présentent rien d'anormal. L'examen du cœur et du poumon reste négatif. Les sommets n'offrent aucun signe stéthoscopique pouvant faire supposer l'existence de tubercules.

La quantité des urines est normale, la coloration se rapproche de la teinte acajou des urines ictériques et cependant les analyses chimiques ne révèlent aucune trace de pigment biliaire ; il n'existe non plus ni albumine, ni sucre. Depuis son entrée à l'hopital, la malade a eu à plusieurs reprises des vomissements et l'alimentation exclusivement lactée est difficilement supportée. Ces vomissements dans les derniers jours de la maladie deviennent incoercibles et l'alimentation impossible. La malade tombe dans un état d'asthénie profonde, elle répond avec peine aux questions, le moindre effort la met sous le coup d'une syncope. Elle succombe le 13 juillet.

Autopsie. — *Rein droit.* — Volume normal, un peu de congestion, la capsule ne s'enlève pas bien. Son poids est de 178 grammes.

Capsule surrénale droite. La capsule surrénale droite est entourée d'un tissu fibroïde résultant d'un travail inflammatoire et l'unissant aux parties voisines, particulièrement à la face inférieure du diaphragme.

Le volume de la capsule est à peu près celui d'un gros œuf de pigeon ; sa forme est à peu près conservée. Son poids est de 30 grammes.

A la coupe la surface de section se présente avec un aspect irrégulier dû à un degré plus ou moins avancé des lésions tuberculeuses dont la capsule est le siège. A côté d'un tissu lardacé, résistant sous le doigt, on observe l'existence de tubercules en voie de dégénérescence se transformant en une substance opaque et jaunâtre. Enfin en certains points les transformations ont abouti à la formation de petites cavités kystiques remplies par un liquide purulent blanchâtre bien lié et qui s'écoule au moment où l'on pratique la coupe. La capsule est infiltrée d'un grand nombre d'abcès miliaires.

Rein gauche. — Légèrement augmenté de volume ; son poids est de 155 grammes.

A la coupe même état congestif du parenchyme que pour le rein droit. Pas de lésions tuberculeuses des reins.

La capsule surrénale adhère de ce côté d'une façon intime à l'extrémité supérieure du rein dont on ne la sépare qu'en la sculptant avec soin.

Enfouie dans une atmosphère abondante de tissu cellulo-graisseux fibroïde, la capsule gauche plus volumineuse que la droite est très notablement augmentée de volume.

Son poids, débarrassé des tissus qui l'entourent, est de 60 grammes.

Sa forme est semi-lunaire rappelant assez exactement celle de la capsule normale.

En pratiquant une coupe de l'organe dans le sens de la longueur on voit s'écouler une quantité notable d'un pus crémeux blanc jaunâtre, provenant du ramollissement des tubercules dont la capsule est infiltrée en totalité. Ces tubercules se présentent à des degrés plus ou moins avancés de leur évolution. Les uns transformés en une substance opaque et jaunâtre ont la consistance du mastic ; d'autres ont abouti à la formation de cavités kystiques, dont quelques-unes admettent facilement l'introduction de la pulpe digitale.

Foie. — Poids 1 570 grammes. Congestion assez intense du parenchyme.

Cœur. — Tissu mou ; le myocarde a perdu une grande partie de son épaisseur. Poids, 245 grammes.

Poumons. — Lésions tuberculeuses anciennes des deux sommets. Tubercules fibreux (tubercules de guérison de Cruveilhier). Le reste du poumon est normal.

Rate. — Notablement augmentée de volume ; poids, 275 grammes. Fortement congestionnée.

— *Utérus et annexes.* — L'utérus est légèrement augmenté de volume. Sur la trompe gauche près du pavillon on constate l'existence d'une poche remplie de liquide purulent ; sur la surface externe de cette poche, le péritoine présente de petites granulations de la grosseur d'un grain de millet et ressemblant à des granulations miliaires d'origine tuberculeuse. L'ovaire est sain.

Examen bactériologique du pus provenant des capsules. — Réaction acide. Leucocytes nombreux. Micro-organismes en assez grand nombre comprenant quelques microcoques et surtout des bactéries épaisses, ovoïdes et courtes. Bacilles tuberculeux en faisceaux.

Examen histologique des capsules. — Cellules géantes au milieu d'un tissu en voie de destruction caséeuse.

M. Auvray ajoute : « Les lésions des annexes de l'utérus nous paraissent être d'origine tuberculeuse. Ne pouvons-nous pas admettre que chez notre malade, dont les premiers accidents sont en somme des accidents de salpingite, la propagation des lésions tuberculeuses s'est faite des trompes aux ganglions lombaires et de là aux capsules surrénales. »

OBSERVATION VI

(Un cas de maladie d'Addison suivie de guérison par le D\u0072 FRANCESCO CERVELLINI). In *Riforma Medica*, 1896, tome III.

Le malade est un cultivateur âgé de 22 ans.

Rien à signaler dans ses antécédents héréditaires.

S'était toujours lui-même bien porté jusqu'à cette année, quand il commença à remarquer une faiblesse générale et une douleur à l'épigastre, phénomènes qui allèrent en augmentant jusqu'à l'empêcher de travailler.

En même temps il remarqua que progressivement sa peau se colorait en brun. C'est dans ces conditions qu'il vient consulter à l'hôpital le 5 juillet 1895.

On notait la coloration brune de la peau très accentuée aux mains et à la face tandis que l'on remarquait des taches foncées entremêlées d'une teinte jaunâtre. La blancheur des ongles et des sclérotiques font un contraste frappant. La muqueuse du palais n'est pas chargée de pigment. La langue est étalée, propre.

L'examen de l'appareil respiratoire ne révèle rien d'anormal. Du côté du cœur il y a un peu de dilatation du ventricule droit ; le premier bruit est couvert, le rythme est irrégulier. Le foie est augmenté de volume.

Les urines sont abondantes et ne présentent aucun élément pathologique.

Le malade a de l'inappétence et de la diarrhée ; il accuse en outre une faiblesse extrême pour laquelle il ne veut pas quitter le lit où il reste replié sur lui-même et taciturne.

Le testicule gauche est notablement augmenté de volume avec quelques bosselures superficielles, le cordon et l'épididyme sont gros. Au dire du malade depuis longtemps le testicule était gros, mais cela aurait augmenté depuis quelques mois. Il est indolent spontanément et aussi à la palpation.

La symptomatologie que présente le malade me porte à faire le diagnostic de maladie d'Addison. On rencontre, en effet, la triade de symptômes qui caractérise cette maladie : coloration brune de la peau, adynamie, troubles gastro-intestinaux. Ajoutez la douleur épigastrique, vague, profonde que le malade vu son état intellectuel ne décrit pas bien.

Dans notre cas, ce symptôme était pour ainsi dire à peine ébauché, mais ses caractères étaient suffisants pour le reconnaître.

Ajoutez à cela la profonde dépression morale de notre malade ; il n'y avait pas de doute.

Avant de commencer néanmoins un traitement quelconque, soupçonnant une affection tuberculeuse du testicule, nous proposâmes au distingué Dr Manega, chirurgien en chef de cet hôpital, l'extirpation de ce testicule pour supprimer ainsi une complication de la maladie.

L'opération fut faite le 11 juillet : elle consista dans une orchidectomie gauche et la résection du cordon à l'anneau inguinal interne. On rencontra un testicule gros comme une orange, semé de tubercules à sa face externe et dans son tissu avec un peu de dégénérescence kystique.

Le cordon aussi était tuberculeux dans tout son trajet.

Depuis ce jour le malade était guéri ; son ventre qui était gros devint moins tendu et son foie diminua de volume. Il accusait une douleur à la palpation de l'abdomen, cette douleur est toujours très accentuée à l'épigastre. La coloration brune de la peau diminuait et la teinte brune de la face disparut presque complètement.

On pratiqua une forte révulsion au niveau de l'abdomen ; le malade fut mis à un régime surtout azoté et on lui fit prendre de l'eau ferrugineuse de Roncegno et de l'iodure de potassium. Le 30 juillet le malade voulut quitter l'hôpital. Il continua chez lui le régime prescrit et alla mieux de jour en jour si bien qu'au bout de deux mois il se considéra comme guéri et put reprendre son travail fatigant de cultivateur.

J'ai revu le malade récemment dans les meilleures conditions de santé : la coloration est normale, la digestion excellente, la faiblesse n'existe plus du tout. La douleur épigastrique a disparu, le ventre est régulier et de plus l'état psychique est relevé. Il est gai, comme il convient à un jeune homme de sa condition, content de sa bonne santé.

Cervellini pense avoir affaire à un cas de maladie d'Addison avec une tuberculose du testicule et lésions ascendantes lesquelles envahissaient les ganglions lombaires d'où elles se propageaient aux capsules surrénales. Probablement, dit-il, la lésion était primitive au testicule et la diffusion à l'abdomen était à peine commencée, de même que l'altération nerveuse était limitée et superficielle. C'est ce qui explique le succès de l'opération.

Observation VII (résumée).

Publiée par Gouget, in *Bulletin Société anatomique*,
janvier 1897.

Il s'agit d'une blanchisseuse, âgée de 35 ans, entrée le
28 octobre 1896, dans le service de M. le Pr Jaccoud.

Bien portante jusqu'en 1888 elle fut prise à cette époque de
crises convulsives épileptiformes qui cédèrent rapidement au
bromure de potassium. Mais depuis cette époque, elle sentit ses
forces décliner rapidement.

En mai 1896, nouvelles crises convulsives et amélioration
par le traitement bromuré.

Mais à partir de cette époque la perte des forces et l'amai-
grissement firent des progrès si rapides qu'elle dut entrer à
l'hôpital.

Depuis le mois de juillet, un autre phénomène était venu
se joindre à ce tableau : la malade s'était aperçue qu'elle bru-
nissait, surtout à la figure et aux mains. A son arrivée dans le
service elle présentait une teinte bistrée aux sièges précédents
ainsi que sur tous les points du corps exposés à la pressoin, sur
toutes les saillies osseuses (le long du rachis, de la crête ilia-
que etc.). A elle seule, cette teinte de la peau n'était pas suffi-
samment accusée pour permettre d'affirmer la maladie bronzée
mais la présence de plaques ardoisées sur le dos de la langue, les
commissures labiales et la face interne des joues ne pouvaient
laisser de place à aucun doute.

Pas de douleurs lombo-abdominales ni de troubles digestifs.

Traitée par l'ingestion de capsules surrénales, la malade
paraissait éprouver une légère amélioration, lorsque brusque-
ment le 18 décembre elle fut prise d'une nouvelle attaque con-
vulsive à laquelle elle succomba.

Autopsie. — Les capsules surrénales sont augmentées de

volume et déformées. Celle de gauche a au moins cinq fois ses dimensions ; celle de droite est plus que doublée de volume. Leur teinte est blanchâtre et leur consistance très ferme, fibreuse presque cartilagineuse.

La capsule gauche est intimement adhérente en avant au pancréas ; en haut et en dedans à la grosse tubérosité de l'estomac ; en dehors et en haut à la rate ; en dehors et en bas, au sommet et au bord interne du rein gauche.

Celle de droite adhère à la face inférieure du foie ; le rein droit se trouve à plusieurs travers de doigt plus bas sans aucune connexion avec la capsule.

Sur une coupe la capsule surrénale gauche présente : à sa périphérie une zone assez mince de tissu blanc grisâtre, dur, d'aspect fibreux ; en dedans de cette zone une couche caséeuse blanche dont la partie centrale liquéfiée n'est plus constituée que par du séro-pus.

Sur la capsule droite le processus est moins avancé mais de nature identique et la dégénérescence est totale. Elle consiste en un tissu fibreux parsemé de foyers caséeux blanc jaunâtre non encore ramollis.

Le ganglion semi-lunaire gauche plus petit que le droit est nettement adhérent à la capsule correspondante dans laquelle vont se perdre plusieurs de ses rameaux.

Quelques petits ganglions lymphatiques indurés sont échelonnés sur le trajet des nerfs du plexus solaire mais sans leur adhérer.

Les autres viscères présentent un volume relativement petit. La rate, le foie, les reins ne présentent pas de lésions appréciables.

Le cœur est petit.

La plèvre gauche est reliée au thorax par quelques adhérences pleurales.

Le poumon gauche présente trois petits tubercules crétacés et quelques tubercules miliaires et granulations grises récentes.

La plèvre droite présente des adhérences avec la paroi thoracique. Le poumon droit présente un tubercule crétacé et quelques fines granulations grises.

Il y a un tubercule cérébral dans le lobe frontal gauche, ce qui provoquait sans doute les crises épileptiformes dont était atteinte la malade.

— L'utérus, vu extérieurement, paraît sain. Mais lorsqu'on l'incise longitudinalement on découvre une petite poche purulente occupant le fond de sa cavité et plus particulièrement la corne gauche. Une mince couche blanchâtre constitue la paroi de cet abcès dont s'écoule un pus jaunâtre assez bien lié.

La trompe droite présente au voisinage de son extrémité utérine un noyau arrondi du volume d'une petite cerise contenant une matière caséeuse blanchâtre semblable à du mastic.

L'ovaire gauche présente une dégénérescence caséeuse de toute sa moitié supérieure.

Observations VIII

(In *Thèse* Hémet, Paris, 1898.)

Le nommé X..., âgé de 31 ans, profession de comptable, est entré le 15 avril 1898, salle Saint-Antoine, Hôtel-Dieu annexe, service du Dr Vaquez.

Antécédents héréditaires. — Père vivant, bien portant. Mère morte de variole en 1870. Sœur bien portante. Aucun membre de la famille n'a présenté de pigmentation brune.

Antécédents personnels. — A 24 ans, fièvre typhoïde assez intense avec rechute. Quelques bronchites.

En décembre 1896, il entre dans le service de M. Polaillon pour une tuberculose du testicule droit qui est opérée. Il sort en février 1897, se sent un peu affaibli, mais reprend son train de vie habituel. Atteint de grippe en février 1898, il s'est senti depuis bien affaibli ; il déclare ne pas pouvoir faire 300 mètres sans être extrêmement fatigué ; il éprouve de la difficulté à se mettre en marche ; dans son lit même il ne se sent pas le courage de faire des mouvements.

Il éprouve peu de douleurs ; la région lombaire seule est douloureuse à la pression. Pas de nausées, pas de vomissements, pas de pituites. L'appétit est bien diminué.

Les garde-robes sont régulières.

Le malade se plaint de souffrir dans les genoux et les jarrets lorsqu'il est obligé de se baisser.

Le début de la mélanodermie est inconnu, le malade dit seulement qu'on la lui avait fait observer au moment de son premier séjour à l'Hôtel-Dieu, il y a quinze mois.

La face est entièrement bronzée ainsi que le cou et la nuque ; la partie antérieure de l'abdomen, les mains ont une teinte brune uniforme ; pigmentation partielle des membres inférieurs ; les membres supérieurs sont indemnes ; les paupières sont colorées.

Pas de plaque de vitiligo.

La partie interne des lèvres et des joues est violacée avec des points de pigmentation brune. La langue présente sur ses bords deux bandes violacées ; seule la pointe a sa teinte nornormale.

Les ongles sont striés, les dents normales.

Pouls : 96 ; petit, régulier, sans intermittence. Tension artérielle diminuée de 9 à 10. Réflexes normaux, pas de bourdonnements d'oreilles ; pas de vertiges, pas de palpitations. Le malade se plaint d'être sensible au froid.

Poumons : pas de signes d'auscultation ; un peu de diminution du murmure vésiculaire au sommet droit.

Cœur et foie normaux.

Une fistule persiste au niveau du testicule malade.

Les urines ne contiennent ni sucre, ni albumine.

Traitement par les capsules surrénales de mouton à partir du 29 avril.

Peu d'amélioration.

Le 20 mai, l'état du malade s'aggrave.

Le 25 mai le malade meurt dans une asthénie croissante.

Autopsie. — Sujet modérément émacié, encore chaud après 24 heures. La paroi abdominale présente encore une épaisse couche de graisse. Pas de liquide ni dans le péritoine ni dans les plèvres. Faible quantité de liquide de coloration rosée dans le péricarde.

Les deux plèvres viscérales sont adhérentes aux plèvres pariétales sur toute leur étendue. Le cœur est petit, les valvules normales.

Le foie pèse 1480 grammes. Il adhère par sa partie postérieure à une collection caséeuse siégeant sur la face antérieure de la colonne vertébrale du côté droit, qui n'est autre que la capsule droite dégénérée.

La rate est également très adhérente par sa partie postérieure à une collection caséeuse symétrique de la première : molle et diffluente, elle pèse 280 grammes.

Le rein droit paraît augmenté de volume : il est rouge, congestionné, sans aucune trace de granulations tuberculeuses. Il est surmonté de la masse caséeuse signalée à la partie postérieure du foie et qui comprend toute la capsule surrénale qui pèse 45 grammes.

La capsule surrénale gauche forme une grosse masse adhérente d'une part à la rate, d'autre part surtout au pancréas qui fait complètement corps avec elle. A la coupe, elle présente comme la droite de grosses masses caséeuses entourées d'un tissu dur lardacé, résistant. Elle pèse 135 grammes.

— On constate en outre de la cystite séminale droite et des tubercules dans le lobe droit de la prostate.

SYMPTOMATOLOGIE

Comme on a pu le voir d'après les observations, le syndrome addisonien existe tout entier. Il y a de la pigmentation, des douleurs lombaires, de l'asthénie physique et morale, des troubles digestifs : vomissements, diarrhée, anorexie : des troubles circulatoires : faiblesse du pouls, hypothermie.

Ces symptômes peuvent apparaître peu après la tuberculose génitale, c'est le cas pour les hommes ; chez les femmes les symptômes surrénaux semblent apparaître plus tardivement : dans l'observation d'Auvray les accidents salpingiens remontaient à 3 ans ; dans celle de Brissaud et celle de Lancereaux, il y avait des troubles menstruels depuis longtemps.

Mais dans les deux cas on ne peut dire exactement à quelle époque remontaient les lésions génitales, car l'on sait qu'elles peuvent exister sans éveiller l'attention du malade. Il n'y a pas de troubles du côté de la santé générale, le médecin n'est consulté que lorsqu'il existe de la douleur, ou que les organes atteints sont très augmentés de volume. Le malade de Cervellini disait que son testicule était gros depuis longtemps lorsqu'il est entré à l'hôpital ; il en était de même probablement dans le cas de Hémet.

L'asthénie peut apparaître la première, ou bien c'est la mélanodermie ; le plus souvent les deux symptômes au dire des malades apparaissent en même temps. Mais il est très possible que leur attention ne soit attirée sur la coloration de leur peau qu'au moment où la faiblesse les oblige à cesser leur travail et les invite par suite à s'observer. Il est donc probable que c'est la mélanodermie qui débute le plus souvent.

La pigmentation peut manquer : sur le sujet observé par Lejars il n'y avait pas de coloration anormale de la peau.

L'évolution de la maladie est semblable à ce qui se passe dans les tuberculoses surrénales d'autre origine. Au bout d'une période relativement calme apparaissent les grands symptômes de l'intoxication addisonienne, les vomissements deviennent continus, la cachexie augmente et le malade succombe, soit dans le coma, soit au milieu d'accidents cérébraux ou dans une syncope.

ANATOMIE PATHOLOGIQUE

La tuberculose surrénale consécutive à la tuberculose génitale présente les mêmes lésions que dans les autres cas.

Les capsules sont augmentées de volume, dures, irrégulières, bosselées ; le plus souvent leur forme est conservée, d'autres fois elles sont dégénérées à tel point que leurs rapports avec les organes voisins permettent seuls de les reconnaître.

A la coupe, on voit une masse caséeuse, jaunâtre comme du mastic, circonscrite par un tissu fibreux, blanchâtre qui n'est autre que la membrane d'enveloppe très épaissie.

La capsule peut aussi être transformée en un véritable kyste à contenu purulent.

L'analyse bactériologique a révélé des bacilles de Koch à Auvray ; dans d'autres cas l'analyse fut négative comme dans presque toutes les tuberculoses surrénales avancées, mais l'inoculation aux animaux pratiquée par Gouget fut positive.

La lésion capsulaire est double comme dans la majo-

rité des cas de phtisie surrénale, mais elle est plus accusée, ou à un stade plus avancé du côté où les organes
génitaux sont atteints.

Dans l'observation de Lejars, où la tuberculose génitale siège surtout du côté gauche, la capsule gauche pèse
70 grammes ; elle est complètement envahie de noyaux
tuberculeux, tandis que la capsule droite ne pèse que
20 grammes et renferme des produits tuberculeux moins
avancés.

Dans l'observation de Gouget où l'ovaire gauche présente une dégénérescence caséeuse de toute sa moitié supérieure, la capsule surrénale gauche est complètement
transformée en une masse caséifiée, dont le centre est
occupé par du pus.

Dans le cas d'Auvray la salpingite tuberculeuse siégeait
à gauche, la capsule surrénale gauche pèse 60 grammes,
tandis que la droite pèse seulement 30 grammes.

Dans l'observation VIII, où la tuberculose génitale
siégeait à droite, la capsule droite n'est plus reconnaissable,
elle est transformée en une poche purulente à contenu
caséeux.

Les ganglions lymphatiques lombaires sont envahis :
dans l'observation III de Lancereaux « tout le plexus nerveux qui avoisine les capsules surrénales est entouré de
huit ou dix ganglions volumineux et indurés situés au-
devant de l'aorte autour du tronc cœliaque. »

Dans l'observation IV, Lejars dit : « Au-devant de
la colonne lombaire une chaîne de gros ganglions lymphatiques remonte jusqu'à la hauteur des capsules surrénales, auxquelles les plus élevées adhèrent étroitement. »

Gouget (Obs. VII) a trouvé quelques petits ganglions lymphatiques échelonnés sur le trajet des nerfs du plexus solaire.

Du côté des organes génitaux on peut trouver un état plus ou moins avancé de la tuberculose. Chez la femme les lésions de l'utérus ou des annexes, qui peuvent être une trouvaille d'autopsie, sont toujours arrivées à la période de caséificatiom, même de suppuration (cas d'Auvray).

Chez l'homme, la tuberculose est arrivée à la période des abcès. Chez notre malade il y avait eu un abcès de la prostate et il y avait un foyer caséeux épididymaire.

Dans l'observation de Lejars la tête de l'épididyme est en partie détruite et le corps épididymaire est caséifié ; les vésicules séminales et la prostate sont caséifiées.

Dans le cas de Hémet il persistait une fistule au niveau du testicule malade.

En résumé les lésions surrénales sont plus accentuées du côté où siège la tuberculose génitale : les ganglions lombaires sont pris, caséifiés ; ils peuvent affleurer les capsules surrénales.

DISCUSSION

D'après ce qui précède, nous croyons pouvoir dire que la tuberculose surrénale et par suite la maladie d'Addison, dans les cas où il existe une tuberculose génitale primitive, est due probablement à la propagation de celle-ci aux glandes surrénales.

En effet, comme on a pu le voir dans notre chapitre des considérations anatomiques, les capsules surrénales affectent des rapports très étroits avec les ganglions lombaires, leurs lymphatiques y aboutissent et les vaisseaux blancs qui viennent de l'utérus et des annexes ou des organes génitaux mâles vont aussi se terminer dans ces mêmes ganglions.

Si la tuberculose envahit les organes génitaux et qu'au lieu de se comporter comme une tuberculose locale ordinaire, c'est-à-dire sans tendance à la généralisation, elle affecte par sa rapide réaction ganglionnaire les allures du cancer, les capsules surrénales deviendront tuberculeuses. Et cela de deux manières : ou les ganglions voisins des capsules deviendront caséeux, et les capsules seront infectées par contiguïté ; ou bien l'infection tuberculeuse, en-

vahissant les lymphatiques des capsules surrénales, se ré-
pandra dans toute leur étendue.

Ce mode d'infection surrénale par les lymphatiques n'est
d'ailleurs pas réservée à la tuberculose génitale. Pilliet,
en 1890, a rapporté un cas de tuberculose de la hanche
gauche où l'on trouva à l'autopsie un chapelet ganglionnaire de la grosseur d'une noisette qui suivait les vaisseaux iliaques et remontait le long de l'aorte.

Le tronc cœliaque se trouvait entouré d'une masse de
ganglions caséeux qui arrivaient au contact de la capsule
gauche : cette capsule était tuberculeuse.

L'anatomie pathologique nous montre que les ganglions lombaires sont indurés, souvent caséifiés et que la
lésion capsulaire est plus considérable et plus avancée du
côté où siège la tuberculose génitale que du côté opposé :
ceci ne pourrait pas se produire s'il n'y avait aucun rap-
port entre les deux lésions.

Nous pouvons donc conclure que, parmi les compli-
cations de la tuberculose génitale, à côté de la tuberculose urinaire ascendante il y a place suivant l'expression
de Fabre pour la phtisie capsulaire.

PRONOSTIC ET TRAITEMENT

Le pronostic de la maladie d'Addison consécutive à la tuberculose génitale ne diffère pas de celui des autres cas : un malade atteint dans ces conditions résistera mieux qu'un tuberculeux pulmonaire déjà affaibli par la suppuration, on peut espérer davantage une rémission, mais le plus souvent la maladie évoluera suivant la règle : au bout d'un an, dix-huit mois au plus le pronostic sera fatal. Chez notre malade la mort est survenue au bout du sixième mois.

Comme traitement, il faudra prescrire le repos absolu au lit, une nourriture substantielle, l'huile de foie de morue à haute dose. — Il faudra joindre à cela le traitement opothérapique. On pourra donner les capsules surrénales sous forme d'extrait à la dose journalière de 40 à 50 centigrammes par pilules de 10 centigrammes que l'on fera prendre en plusieurs fois ; ou bien on pourra ordonner les glandes fraîches de mouton : une à deux par jour dans un peu de confiture ou la pulpe d'un pruneau.

Ce traitement devra être surveillé de près et suspendu à la moindre alerte. Nous avons été témoin d'accidents cardiaques sérieux chez un homme atteint de cirrhose hypertrophique pigmentaire à qui l'on donnait comme diurétique une capsule de mouton par jour. Au bout de plusieurs jours de cette médication, le malade était pris d'angoisse avec ralentissement du pouls et intermittence ; ces accidents disparaissaient par la suppression du médicament.

Au point de vue opératoire, bien que l'on ait observé la mort subite après une intervention, on pourra, sauf cachexie extrême, pratiquer sur la zone génitale les interventions devenues nécessaires, telles que incision d'abcès, curettage d'un foyer tuberculeux. Cervellini dit avoir obtenu la guérison à la suite d'une castration ? Les lésions propagées du testicule à la capsule et au sympathique n'étaient qu'irritatives et elles disparurent avec l'ablation du foyer tuberculeux. Telle est l'explication qu'en donne Cervellini. On pourra peut-être dans certains cas suivre son exemple. La mort subite, en effet, est un accident fréquent dans la maladie d'Addison et qu'on ne peut justement rapporter à l'opération.

CONCLUSIONS

1° La tuberculose génitale est relativement rare dans les antécédents des individus atteints de maladie d'Addison. Nous l'avons trouvée mentionnée neuf fois sur 216 cas, ce qui fait une moyenne d'environ 4 pour 100;

2° La tuberculose surrénale peut être consécutive directement à cette tuberculose génitale : l'infection tuberculeuse partie des organes génitaux malades envahit dans ces cas les vaisseaux lymphatiques et les ganglions lombaires où se rendent aussi les vaisseaux lymphatiques des capsules surrénales. L'infection serait ascendante et se ferait par voie lymphatique;

3° Le plus souvent on voit apparaître tout le syndrome addisonien et la maladie évolue comme dans les autres cas;

4° En présence d'une tuberculose génitale il faut donc songer que la tuberculose surrénale, c'est-à-dire la maladie d'Addison, peut venir compliquer cette affection et appliquer le plus tôt possible un traitement énergique ;

5° Lorsque le syndrome addisonien sera apparu, il sera nécessaire d'employer l'opothérapie surrénale.

A moins d'extrême cachexie on pourra pratiquer sur la zone génitale les opérations que nécessiteraient les organes atteints.

OUVRAGES CONSULTÉS

ADDISON. 1855. — On the constitutional and local effects.

ALBARRAN. 1901. — Anatomie descriptive des C. S. *Revue de gynéc. et de Chir. abd.*, n° 6.

AUVRAY. 1893. — Maladie d'Addison. *Bull. Soc. Anat.*

AUGAGUEUR. 1893. — Une observation de greffe surrénale. *Lyon Médical.*

ARREN. 1894. — *Thèse de doctorat*, Paris.

ALEZAIS et ARNAULD. 1891. — Tuberculose des C. S. *Revue de Médecine.*

AULD. 1896. — Fonctions des C. S. *Bristish Med. journ.*

BRISSAUD. 1880. — *Archives de médecine*, II.

BROUARDEL. 1865. — *Thèse de doctorat*, Paris.

BOINET. 1897. — Recherches expérimentales sur la maladie d'Addison. *Revue de Médecine.*

BALL. — *Dictionnaire encyclopéd. des sciences médicales* (article bronzée).

BRAULT. — Traité de médecine.

CASTAIGNE. 1897. — Élimination du pigment dans la maladie d'Addison. *Bull. Soc. anat.*

CHESNEAU. 1900. — Tuberculose des capsules surrénales. *Thèse de doctorat.*

CHAUFFARD. 1894. — Intoxication addisonienne. *Sem. médical.*

CADE. 1898. — Tuberculose des capsules surrénales. *Lyon Médical.*

S. Coupland. 1886. — Observation de maladie d'Addison. *British Med. journal.*

Caussade. 1895. — De la maladie d'Addison. *Un. méd.*

Dauchez. 1887. — Maladie bronzée d'Addison. *Bull. Soc. anat.*

Barbier, 1892. — De la maladie d'Addison. *Gaz. Méd. de Paris.*

Cervellini. 1896. — Un cas de maladie d'Addison guéri. *Riforma medica.* 1897, III.

Fabre. 1878. — La phtisie capsulaire. *Archives de médecine,* II.

Gouget. 1897. — Observation de maladie d'Addison. *Bull. Soc. anat.*

Hayem. — *Revue des Sciences Médicales.* 1878-1898.

Hutchinson. 1856. — Mémoire sur la maladie d'Addison. *Medical times.*

Jaccoud. — *Dictionnaire de Méd. et de Chir.,* article : bronzée.
— 1864. — *Gazette hebdomadaire,* n° 2.

Jeannin. 1869. — Des pigmentations cutanées dans la phtisie pulmonaire. *Thèse de doct.,* Paris.

Jonas. 1898. — Surgery of the supra-renals bodies. *Annals of surgery,* n° 4.

Lancereaux. 1893. — *Cliniques médicales.*
— Article Capsule surrénale. Dictionnaire Dechambre.
— 1890. — *Archives générales de médecine,* I.

Louis. 1825. — Recherches sur la phtisie.

Lejars. 1888. — Tuberculose des capsules surrénales. *Bull. Soc. anat.*

Pilliet. 1889. — *Tribune méd.* Caps. surr. et maladie d'Addison.
— 1890. — Tuberculose capsulaire. *Bull. Soc. anat.*

Reclus. 1876. — Tuberculose du testicule. *Thèse de doct.,*

Raymond. 1891. — Pigmentation dans la maladie d'Addison. *Archives de physiologie.*

Rayer. — Maladies des reins.

Rolleston. 1895. — Lectures on supra-renals bodies. *British Med. journal.*

Spirakoff. 1890. — *Bull. Soc. anat.* Maladie d'Addison.

Stilling. 1890. — Maladie d'Addison. *Revue de Médecine.*

Second-Ferréol. 1856. — Une observation de maladie d'Addison. *Gazette Méd. de Paris.*

Trousseau. — *Cliniques médicales* de l'Hôtel-Dieu.

Tholozan. 1856. — De la maladie d'Addison. *Gazette Méd. de Paris.*

Thibierge. 1899. — Maladie d'Addison chez un nègre.

Trémolières. 1901. — Pigmentation chez un tuberculeux. *Gazette hebdom.*

Terrillon. 1882. — Pronostic de la tuberculose génitale. *Annales des mal. des org. gén. urin.*

Lancereaux. 1882. — Tuberculose primitive des voies génitales. *Annales des mal. des org. gén. urin.*

Vaquez. 1888. — Maladie d'Addison. *Bull. Soc. anat.*

Wurtz. — Article maladie d'Addison. Manuel de Médecine.

Jacquet. — Article maladie d'Addison. Traité de médecine.

THÈSES

1854. Dufour. — Tuberculisation des organes génito-urinaires.

1859. Chatelain. — État actuel de nos connaissances sur la maladie d'Addison.

1863. Martineau. — Maladie d'Addison.

1868. Hurlaborde. — Maladie d'Addison.

1873. Charrin. — Maladie bronzée.

1875. Guermonprez. — Maladie d'Addison.

1880. Poirier. — Maladie d'Addison.

1882. Vince. — Maladie d'Addison.

1889-1890. Lefèvre. Maladie d'Addison.

1892-1893. Guay. — Pathogénie de la maladie d'Addison.

1893-1894. Mahé. — Traitement de la maladie d'Addison.

1895-1896. Ihler. — De la mort subite dans la maladie d'Addison.

1895-1896. Dupaigne. — Opothérapie surrénale.

1896-1897. Wendling. — Rôle fonctionnel des C. S.

1896-1897. Leconte. — Hémorragies des C. S.

1897-1898. Carpentier. — Tuberculose des C. S.

1897-1898. Faure. — Maladie d'Addison.

1897-1898. Dezirot. — Maladie d'Addison chez l'enfant.

1897-1898. Hémet. — Opothérapie surrénale.

1897-1898. Robin. — Opothérapie surrénale.

1898-1899. Bressy. — Maladie d'Addison (formes latentes de la).

1900. Gorovitz. — Tuberculose génitale chez la femme.

1901. Mathsoukis. — Fonctions des capsules surrénales.

1902. Oppenheim. — La fonction antitoxique des C. S.

1896. Dubois. — *Thèse de doct.*, Nancy.

1881. Cauvin. — *Thèse de doct.*, Montpellier.

1899. Boeuf. — *Thèse de doct.*, Montpellier.

1899. Bouvier. — *Thèse de doct.*, Montpellier.

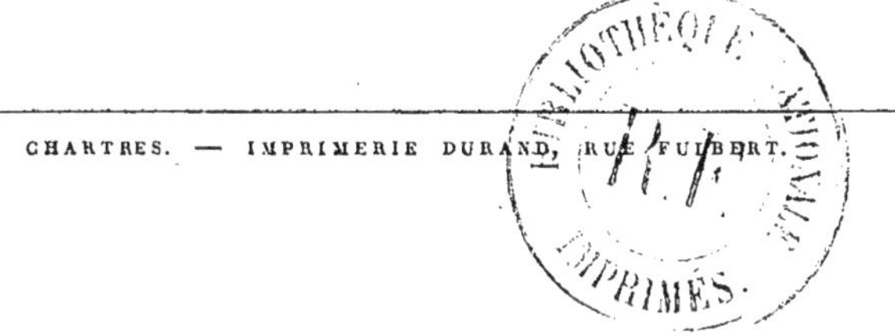

CHARTRES. — IMPRIMERIE DURAND, RUE FULBERT.